JN028983

脳波に挫折した方に贈る
目からウロコの実践的脳波入門

著

佐久間 篤

星和書店

まえがき

本書の目的

　脳波で挫折したという声を本当に多く聞いてきました。今度こそ、とこの本を手に取ってくださった方もいるかと思います。本書は、そのような方がもう一度脳波の壁に立ち向かうお手伝いができないかと考えて書きました。

　そんな経験がない初期研修医、専攻医をはじめ幅広い診療科の皆様に、脳波のはじめの一冊として手にとって頂いても、脳波はこんな感じで使い始めればいいのか、と参考になると思いますし、興味を持ってもらえると信じています。

　脳波はてんかんの検査という意識が浸透し、脳神経の診療科でもてんかんの専門家以外が脳波に触れる機会が以前より減っています。私が所属する精神科ではその傾向が顕著で、接触する機会が減り疎遠になるという悪循環に陥っています。

　教科書をいくつも買ったのに諦めたという声も聞いてきました。たしかに、てんかんや中枢神経の専門家を目指す人の「脳波入門書」は豊富にあるかもしれませんが、そこまでではない大多数の背中を押してくれる本は不足している気がしていました。

　この本で一番お伝えしたいことは、てんかんにだけ脳波を使っていてはもったいないということです。日々の臨床で脳

波を活用できる場面はいくらでもあり、病院全体を見回せばてんかん以外のほうが多いのです。その代表が意識障害や脳機能低下であり、手始めに使いやすいのは、画像検査では捉えることが難しい軽度から中等度の意識障害です。

　意識障害に脳波を活用するのは今となっては傍流かもしれません。スキルとしても概ね完成されていて、目新しさもありません。しかし、どんなに診察しても判断に迷う場面で、私自身は何度も助けられてきましたし、てんかんの脳波判読に比べ、意識障害は覚えるポイントが少ないので、入門に最適だと思います。

　脳波を使い始めようと思い脳波計があっても、指導者が身近にいない場合、いくつかの実務的な壁を越えなければなりません。脳波に触れる機会が多かった時代は自然と現場で涵養されてきたスキルであり、一度覚えてしまえば何でもないこの過程が、一人で脳波を学び始める時にはけっこうな壁になっているのではと感じてきました。

　この、脳波を活用する場面に対する意識と、判読までの実務的な壁を少しでも低くできないか。本書は身近に指導者がいない方が、とにもかくにも身近な症例で脳波を使い始めるまでの内容となっています。自分で脳波をオーダーする、脳波を眺める、レポートを記載してみる、という内容が中心となっています。そのため、これまでの教科書で必須とされてきた脳波の成り立ちや、てんかん波の特徴といった必須事項

については、思い切って触れていません。なので、とうてい教科書とは呼べない内容で、備忘録のようなものと考えて頂きたいです。

　本書だけでスイスイ判読ができるようにはなれませんが、多くの人にとって鬼門となっていた最初の壁を越えるお手伝いはできるのではないかと考えています。

　脳波は習うより慣れろが重要と感じてきました。とにかく自験例で使い始めることが重要です。こればかりは教科書で伝えることが難しく、判読を重ねることで感覚的に養っていく部分かと思います。しかし、一旦動き出せば疎遠と思えた脳波は身近になり、本棚の肥やしとなっていた「脳波入門書」が必携の書に変わります。

　本書をきっかけに、もう一度脳波を使ってみよう、これぐらいなら自分でも使えるかもしれない、と一人でも多くの方に脳波を身近に感じて頂ければ望外の喜びです。

脳波離れ

　精神科医になって間もない頃、参加したある学会の高名な先生の講演で「精神科医の脳波離れ」という衝撃的な言葉を聞いた。脳波を読める精神科医が激減し、このままでは絶滅するので何とかしなければいけないということだった。しかし、私自身脳波の勉強を始めたばかりだったので、ちょっと大げさだな、ここに若い精神科医がいますよと思い半信半疑

で聞いていた。

　あれから十数年が経ち、2023 年に開催された学会の脳波ワークショップでも同じことが言われていて、むしろ状況は深刻になっていた。判読できないから使わない、疎遠になる、ハードルだけが上がっていくということが言われていた。

　たしかに、自分の回りを見渡しても、精神科の日々の臨床で脳波を使っている仲間は、控えめに言って増えていない。

私の脳波勉強

　私が東北大学精神科に入局した平成 19 年当時は、松岡洋夫教授（当時）が医局員のために毎週脳波判読会を開催してくれていた。臨床脳波学やてんかんの精神症状に関する第一人者で、入局したての若手が教授と話す機会などまずない時代だったから、判読会は教授の生声を聞くことができる貴重な機会だった。医局の大きなテーブルに紙の脳波を開き、教授を囲んで解説を拝聴する。1 ページごと丁寧に解説し、都度疑問点にも答えてくれるというとてもありがたい形式だった。

　でもはじめは外来や病棟のいろはを覚えるのに忙しく、自分がいかに恵まれた環境にいるかわからなかったので、熱心に出席することはなかった。1 年目に覚えたのは、脳波では本当に寝ているのか目をつぶっているだけなのか判別できるということ。これではたぬき寝入りが通じないじゃないか、

とどうでもいいことをぼんやり考えていた。思い返しても驚くばかりだが、本当にそれぐらいしか覚えなかった。申し訳ない気持ちでいっぱいになる。

　転機は2年目だった。私は初期研修医制度が始まってまだ2年目の学年で、上の学年の入局者がいなかった。通常入局した翌年は関連病院に出向するが、幸い（？）大学病院での研修を継続できることになった。しかし、それまでの数年間入局者が減っていた影響で、7名も新人が入ってきた。研修医の仕事である新患の予診や入院担当がことごとく新人にまわり、時間の余裕ができてしまった。

　改めて脳波判読会に参加しようと思ったが、新人の手前何もわからないと恥ずかしいので、脳波の教科書を通読してから参加しようと勇んで読み始めたが、数日であっさり挫折した。みたこともない疾患の脳波に全然身が入らず、独特の用語も理解できなかった。

　そこで、なぜそんな行動に出たのかわからないが、まずは実物から入ろうと思い、判読会前の脳波の下読みを、だめもとで申し出てみた。百年早いと言われるかと思っていたが、教授から消せるように鉛筆で所見を下書きしておくのならよいというお言葉をいただき、とにもかくにも最後まで脳波をめくって1箇所でもいいからわかる所見を書いて、ひたすら添削していただくということを続ける機会に恵まれた。

　ちなみに挫折したその教科書というのは、松岡教授をはじ

め医局の大先輩方がお書きになった名著である。

　その後何年も経ったが、てんかんの専門家にも脳波の研究者にもなれなかった。脳波の普及啓発に努めるわけでもなく、てんかん診療ではない精神科の傍流で細々と脳波を利用し続けるだけだった。

　そんな自分がこの本を書く転機となったのが、2023年11月に仙台で開催された第36回日本総合病院精神医学会総会である。現在の東北大学精神科の富田博秋教授が大会長で、私も事務局の一員としてお手伝いした。いろいろあって学会専門医を目指す医師に向けた脳波の教育セミナーを担当することになった。自分にまで回ってくるとは、脳波離れがいよいよ差し迫ってきたなと感じた。

　医局内で新人向けに簡単な講義をしたことはあったが、対外的に、しかも学会で脳波の話をする機会はなかったので、かなり悩んだ。脳波の大家やてんかん専門医のような立派な話はできないし、どうしよう。思い悩んだ末に、背伸びはせず、普段自分が脳波を活用しているリエゾン精神医療での、主に意識障害での脳波の活用ついて話すことにした。

　長い前書きになってしまったが、その講演を聴いてくださり、かつて脳波に挫折したある先生が星和書店さんにお声がけいただき、こうして私が本を書いてみるということになった。人生本当に何が起こるかわからない。

目　次

1. 準備編
使い始めまでの壁を越える ———————————— 1

1

使い始めまでの壁を越える

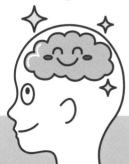

脳波の心理的な壁

脳波＝てんかん、の根強い潜在意識

　脳波は敷居が高いと言われるが、「脳波＝てんかん」のバイアスが働きすぎなのではないかと考えている。てんかんの診療で脳波が重要なのは間違いない。しかし専門家でもない自分が言うと怒られるかもしれないが、**非専門医がてんかん診療で重視すべきは病歴と発作症状の詳細な聴取である。**

　てんかんを有していても、初回の脳波で異常が見つかる割合は半数と言われている。30分程度の通常の脳波検査では異常波を捉えられないことはよくあるし、また、てんかんの精査では専門施設で実施する長時間ビデオ脳波モニタリングに勝るものはない。通常の脳波検査での異常の有無に関わらず、てんかんの診療で迷う場合は専門施設に紹介するしかない。

　てんかん性異常の見落としを恐れて脳波を使うことに不安を感じる人もいるが、発作がなければそもそもてんかんとは診断されないので、これから脳波を使ってみようという人が構えすぎることはない。偶発的なてんかん性異常は、それ以上でもそれ以下でもない。画像検査でも偶発的異常はあるが、専門科への紹介か経過観察となることが多い。脳波もその点は同じである。

　日々の臨床では、見落としを恐れるよりも、1回の脳波検

査でわかることには限界があることを忘れないほうが重要である。「脳波が正常だったからあなたはてんかんではありません」と治療が必要な患者さんに誤って伝えてしまうことのほうが、よほど問題である。

身近に脳波の指導医がいない

　脳波イコールてんかんバイアスもあるが、身近に指導医がいないことも脳波を始める壁となっている。医療は背中を見て学ぶところが大きいので、いくら教科書があっても、身近でメリットを実感できないと習得するモチベーションが上がらない。あらゆる技能が高度化するなかで、劇的な進歩がない脳波を積極的に利用しようとはならないと思う。

　しかし脳波は最新の画像機器と異なり既に普及しているという強みがある。ある程度の総合病院であれば実施可能であるし、精神科病院でも CT や MRI はないが脳波はあるというところは多い。脳波計が紙からデジタルに変わったが、日々の臨床で求められる判読はそう変わることなく、機器も判読スキルも成熟していて、一度習得すれば長く使える。画像検査の普及や指導医不足の影に隠れ十分に活用されていないが、使おうと思えば使える検査の代表格かもしれない。

脳波の物理的な壁

デジタル脳波計の使い方

　デジタル脳波計が普及し、判読はモニター上で行うのが主流になっている。筆者が所属する東北大学病院では電子カルテ端末から脳波が確認できるので、とても便利になった。判読時に、モンタージュやフィルターを自在に変更できるので、技師さんの腕に頼っていた紙脳波から比べると、とても便利になった（あとの導入編で説明するように、モンタージュとは電極を組み合わせ判読しやすいよう脳波を表示する方法のことである。フィルターはその名の通り判読に不要な高域と低域の波を取り除く機能のこと）。

　しかし、この便利さが意外な壁になっている。「このように簡単にモンタージュを変えられるのでデジタル脳波計は便利ですよね」と講習会で言われると、自分で変えなければいけない、自分の責任が大きくなる、自分には無理、と脳内変換され、変えられること（変えなければならないこと）の便利さがプレッシャーになってしまう。

　慣れてくると基準電極、縦割り、横割りの３つのモンタージュで大体何とかなるとわかるのだが、最初はモンタージュが切り替わるだけでパニックになる。こういう時はこのモンタージュで判読する、の感覚が得られるまでにはけっこうな修練を要する。スキルがある人にとっては便利なデジタル

脳波計だが、これから学ぼうとする人にも便利であるかと言えば、そう単純ではない。

所見レポートの記載

　脳波は画面を眺めて終了ではなく、レポートにまとめるまでが判読である。家に帰るまでが遠足、と似ている。今の小学生も言われているのだろうか。さて、レポートの様式をみると、数値や丸をつける項目に加えて、文章として所見をまとめるスペースが大きくとってある。その上、正常か異常か境界域かを選択すべし、と何ともわかりづらい総合判定まである。

　このレポート記載もけっこうな壁となって立ちはだかる。脳波はどうしても数値や丸をつけるだけでは伝えられない総評が重要なので文章の記載も必要なのだが、教科書をみると、記載すべき項目が実に多く並んでいる。自分には無理、と諦めてしまうほうが正常な気もする。

　私も脳波の下読みを始めてから2年ぐらいは、丸々直してもらうことの繰り返しだった。でも続けていると次第に師匠と波長が合う回数が増えて、ごくまれに訂正が入らないレポートが出来上がったりするようになった。そうすると疾患に応じて記載すべきポイントも見えてくるのだが、こればかりは判読を重ねないと身につかない。

　しかし、大きな声では言えないが、てんかんや脳波の専門

医を目指すのではなければ、立派な脳波レポートは不要である。その分、正常か異常に加えて、基礎波や徐波の情報、睡眠波形の左右差など、必要な情報を簡潔に文章化できるようになればよい。そうすれば、紹介先の専門家が受ける印象も違ってくる。

トレーニングに時間がかかる

やるべきことはいくらでもある臨床医が、専門ではない脳波の勉強を続けるのは簡単ではない。所属先で定期的に勉強会が開催されていればスケジュールにも組み込めるが、そんな恵まれた環境があるのはごく一部だ。多くの医師は教科書を買い、そして挫折していったはずだ。血液検査で挫折しました、という話は聞かないが、脳波には挫折という言葉がセットでついてくる。

脳波は慣れるまでにけっこう時間がかかる。感覚的には毎週２～３冊は自分で読むようにしていると１年ぐらいで全体が見渡せるようになり、無意識でページをめくることができるようになってくる。タイパの時代になかなか厳しい話である。余談だが、紙脳波は１人分が週刊誌ぐらいの厚さだった。そのためか、数え方は１冊２冊だった。普通の雑誌とは違い蛇腹折りなので、人差し指と中指でページの表と裏を挟んでめくっていくのだが、めくり方とリズム感でその人の習熟度がだいたいわかり、達人がめくる所作はまさに職人

技で、パサッパサッとリズミカルに響く音まで心地よかった。

　しかし、毎週しっかり読まなければいけないのは専門家を目指す人の話だ。毎週は無理でも、空き時間を使って月に2〜3冊を継続して眺めるようにしていると、てんかん波はわからなくても、何となく全体は見えるようになってくる。

　そうなれば後は比較的スムーズである。しかし脳波イコールてんかんに意識が集中してしまうと、日々の臨床ではそうそうてんかん疑いの人に出会わないので、忘れた頃にまたオーダーということになり、ちょっと脳波を眺めてみようという気持ちにならない。最初の10冊に到達するまでの時間をいかに短縮するかが、脳波の入り口では重要と感じる。

壁を越えるために

脳波≒意識障害（脳機能低下）と考えを変える

　日本全国にてんかんを有する人は百万人いると言われ、高齢発症も増えている。しかし非専門家がてんかんを最初から見る機会はいまだ少ない。精神科にはてんかんと精神症状を併せ持つ人が紹介されてくることはよくあるが、精神科医がてんかんの初療をする機会はほとんどない。昔は精神科がてんかんの治療を多く担っていたが、時代が変わりてんかんは脳神経の専門科で治療するようになっている。

　非専門家が何とか脳波を使えるようになろうと一人始める

にあたっては、脳波イコールてんかんの意識を変える必要がある。もちろん、てんかんの人にオーダーしてもよいのだが、それだけだと経験を重ねることが難しい。

　ではどうすればよいか。**脳波イコール意識障害、脳波イコール脳機能低下に意識を変えるのである**。意識障害というと通常は脳卒中などJCS（ジャパン・コーマ・スケール）で3桁の重度の意識障害を呈する疾患が思い浮かぶが、脳波が使いやすく有用なのは、画像検査では捉えづらい、軽度から中等度の意識障害である。日々の臨床では、せん妄や認知症の領域がそれにあたる。せん妄や認知症があるかどうかわかりづらい症例は、医師であれば誰しも出会う。

　その際に重要となるのが、脳波の得意分野である脳機能評価である。てんかん波以外の脳波の得意分野である。というか、もともとは脳機能評価が主流だったはずなのだが、いつの間にか脳波イコールてんかん、脳機能といえばSPECTやPETといった画像検査にお株を奪われ、脳波で手軽に評価できるということが忘れ去られてしまっている。

　脳機能とは漠然とした言葉でわかりづらいが、脳波では基礎律動、開閉眼、徐波、そして睡眠波形で総合的に評価できる。何それ？　と思われたかもしれないが、基礎律動や開閉眼云々は本書の肝となる部分で、実践編はこの解説が中心になっている。実際の臨床場面では、基礎律動と開閉眼の部分だけでも判断に迷う場合にけっこう役立つ。

　教科書にも記載されてはいるのだが、扱いは非常に小さく、当然理解しているものとして、てんかん性異常にどんどん進んでしまうので、この部分の説明不足も脳波の挫折に一役買ってしまっているのではと感じている。

　脳機能低下があるかないか、以前より低下しているかという評価も軽度の意識障害と同様に短時間の診察ではわかりづらい。認知機能検査も2〜3点の低下を有意ととるかは悩ましい。そんな時に「ちょっとおかしいと思うのだが」という医師の直感を補足し、日々の臨床で見立てを深めてくれるのが脳波である。

　せん妄や認知症が疑われる人であればいくらでもいるので、入院でも外来でも低侵襲で実施できる脳波は相性がいい。

心電図と同じで慣れが重要

　脳波のトレーニングで一番重要なのは回数を重ねることである。特殊能力は必要ない。軽い気持ちで脳波セミナーに参加し、達人による猛スピードの判読を見てしまうと、自分には無理だと感じてしまうが、あれは脳波セミナーの会場には初心者もいるということを達人が忘れてしまっているだけである。誰だって最初は正常脳波の判読に30分や1時間はかけてきた。猛スピードで判読できるとかっこいいが、毎日何冊もこなす必要があるわけでなければ、目指すべきはゆっくり概観できて、何とかレポートを書けるようになることであ

る。

　その感覚は車や自転車に似ていると思う。最初は家の前もおそるおそるだが、毎日乗っていると自然と距離が延び、景色がよく見えるようになる。そして、一度習得すれば多少ブランクがあっても平気だが、初心者のうちに何ヶ月も空くと乗れなくなってしまう。とにかく、毎日でなくてもよいので定期的に眺め続けるのが脳波は重要である。誰もが高速道路を猛スピードで運転できる必要はない。近所を短時間動き回れるようになるだけでも生活は大きく違ってくる。

　私たちが日常的に利用する生理検査（脳波も生理検査）に心電図がある。しかし心電図計の原理や波形の成り立ちから異常所見まで一通り頭に入れてから利用している人はどれだけいるだろうか。電極の位置や大きな異常ぐらいは最初に覚えたかもしれないが、経験を重ねながら正常の感覚を養い、何とか使用しているというところではないだろうか。日常的な異常はわかるが（わかった気がしているが）、それ以外は遭遇するたびに考えるということをしていないだろうか。脳波だけは原理からてんかん性異常まで覚えないと使ってはいけないなんてことはないはずだ。

脳波のちょっと面倒なところ

　そうはいっても、脳波がなかなか普及しないのにはそれなりの理由がある。心電図は記録された波形をそのまま解釈で

きるが、脳波はそのままでは過剰な情報が含まれていたり、判読しづらいモンタージュだったりするので、判読する時に自分が見やすいように調整する必要がある。

　慣れてしまえば何でもないこの手間は、身近に指導者がいない場合にはけっこうな壁になる。勉強会が身近で開催されていれば自然と覚えられるのだが、教科書には多数のモンタージュや基準が選択肢として提示され、施設毎に最適を選択するとよい、とだけ書いてあったりするのだ。一人で勉強を始めた場合、最適って何？　と判読までたどり着かずに挫折してしまう。

　また、脳波は判読に時間がかかる。通常の検査と違い検査後にすぐ結果を伝えることが難しい。時系列データなので情報量が多いし、他の検査と比べ正常と異常の境界があいまいだったりする。

　判読前の下準備に始まり、判読の一手間、さらには概ね正常だろうとの判断ができるようになるまでにトレーニングを要するのが脳波の少し大変なところだ。血液検査のように数値で正常と異常がきっちりとわけられない。患者さんの背景や判読で得られた所見を組み合わせて総合的に判断する必要がどうしてもでてくる。正常がわからないのにそんなに異常な話ばかりされても、というのは教科書やセミナーで初学者が抱く違和感の一つだろう。

　そういうわけで、一人脳波の勉強を始める場合、判読の下

準備からおそらく正常だろうとあたりをつけるまでの壁をまず越えなければならない（本書はその点を重視しています）。その壁を越えないことには教科書を活用することすら難しい。脳波で挫折した人の多くは、てんかん波という中腹までたどり着くことなく、もっと麓の時点で遭難してしまっているのが実態ではないだろうか。

日々の診療で低侵襲な脳波が有用な疾患は多い

てんかん以外にも脳波が役立つ疾患は数多くある。先に述べたせん妄や認知症だけでなく、画像検査では捉えづらい脳炎や脳転移、代謝性脳症、解離症状とてんかんの鑑別、等々。乱暴なくくりだが、**CT や MRI で捉えづらい軽度から中等度の意識障害全般の見立てに脳波は貢献してくれる**。

脳波は低侵襲であり、ベッドサイドでも実施できる。PET や SPECT に比べ診療報酬が低く身体的な負担も少ない。このため、迷う場合の手始めとしてちょうどよい。

せん妄や認知症が明らかな人に脳波をオーダーしてもよいが、それだとあまりに数が多くなるし、過活動せん妄や粗大な認知機能低下があり協力が難しい人に無理に実施すると検査者の負担も大きい。

実臨床でのおすすめは、やはり意識障害や脳機能低下がありそうか悩む場合である。見当識障害がないせん妄、日付が答えられないうつ病、認知機能検査では高得点の認知症など、

悩む場合にとりあえず脳波をとってみようと思えるようになれば、脳波イコールてんかんの壁はクリアである。

客観的所見の強み

　脳波検査の結果は、当たり前だが客観的所見である。身体科（精神科医が他科を総称する用語）では検査結果に基づき診断するが、精神科では原因となり得る身体疾患が見出されない場合に精神疾患と診断することになっている。

　このため精神科医がオーダーする検査は異常がないことを確認するためである場合が多い。精神疾患における客観的所見の乏しさは、身体疾患と精神疾患を併せ持つ患者に協働して治療にあたる場合に、意思疎通の障害になりやすい。

　身体科に入院中で、せん妄か抑うつかで悩ましい患者さんがいたとする。主要な治療が終わっている場合、抑うつであればその後の治療の中心は精神科が担い、何らかの原因でせん妄が生じているのだとすれば身体科が介入の中心となる。活気がなく食事や治療に対して拒否的ではあるが、見当識や簡単な返答は保たれている患者さんの場合、症状からせん妄と抑うつを鑑別するのは容易ではなく、意見が割れやすい。

　抑うつだけでなく注意力低下もあるからせん妄だと精神科医が主張しても、身体科医（変な言葉だ）が納得するのは簡単ではないし、血液検査や画像で大きな異常はないからせん妄ではないと身体科医が主張しても、精神科医が納得するの

も難しい。同じような状況は、脳炎が疑われる場合、悪性疾患や自己免疫性疾患の中枢神経浸潤が疑われる場合など、特に総合病院ではしばしば起こり得る。そもそも精神科医が不在の総合病院（日本の大半の病院）では、主治医が一人でこの葛藤を抱えることになる。

　そんな時に「そうだ、脳波がある」と思い出せれば、お互い前向きに診療にあたることができる（かもしれない）。基礎波の徐波化や徐波の混入が認められればせん妄が有力だし、そうでなければうつと考えやすくなる。

2

必要最低限の判読準備

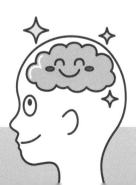

電極には名前がある

　頭皮上の電極は 10-20（テントゥエンティ）法という米国基準に則って配置され、アルファベットと番号の組み合わせで区別されている。大きなアルファベットは F、C、P、O、T の 5 種類で、それぞれ Frontal（前頭）、Central（中心）、Parietal（頭頂）、Occipital（後頭）、Temporal（側頭）と対応する脳葉を表している。中心葉というのは存在しないが、他部位の中間という理解で差し支えない。各電極には番号とアルファベットが割り振られていて、列記すると（Fp1, Fp2, F3, F4, C3, C4, P3, P4, O1, O2, F7, F8, T3, T4, T5, T6, Fz, Cz, Pz, A1, A2）となる。判読の画面でもこの順番で上から並ぶことが多い。F は Fp（pre-Frontal 前頭極）と F（Frontal 前頭）にわかれている。奇数が左半球で偶数が右半球、Fz, Cz, Pz についている Z（zero）は中心線を示している。

　そんなに一気に覚えられない！　と心が折れかけるかもしれないが、**デジタル脳波は配置図を画面に表示することができる**。この線はどこの部位だったか、と脳波と配置図を交互に眺めていると自然に覚えてくるので、とりあえず脳部位に応じて各電極に名前と番号が割り振られていて、画面では上から前頭（Fp1, Fp2, F3, F4）、中心（C3, C4）、頭頂（P3, P4）、後頭（O1, O2）、側頭（F7, F8, T3, T4, T5, T6）、中

心（Fz, Cz, Pz）と部位別に並べてくれているということを
理解しておけばよい。 脳波はたくさんの線が並んでいて圧倒
されるが、部位別に並べてくれていることを理解するのが第
一歩である。

　脳画像の判読も最初はスライスを上下させ部位毎に確認し
ていくと思うが、脳波もその点は似ている。一気に全体を見
ようとせず、部位別（左右の2本セットで）に後頭から順
番に眺めるとわかりやすい。

電極の配置図（10-20法）

Fp1（左前頭極）
Fp2（右前頭極）
F3（左前頭）
F4（右前頭）
C3（左中心）
C4（右中心）
P3（左頭頂）
P4（右頭頂）
O1（左後頭）
O2（右後頭）
F7（左側頭前）
F8（右側頭前）
T3（左側頭中）
T4（右側頭中）
T5（左側頭後）
T6（右側頭後）
Fz（正中前頭）
Cz（正中中心）
Pz（正中頭頂）
A1（左耳朶）
A2（右耳朶）

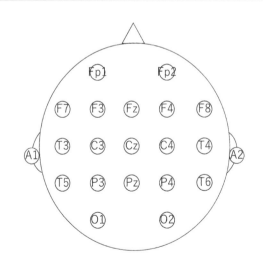

設定を「変えない」

　画面にどのように脳波を表示するかという設定が最初は悩ましい。教科書ではいくつか選択肢が提示され、各施設の最適に応じて選択を、となっているがそれが難しいから困るのである。設定の意義も最初はよくわからない。

　しかし、**まず重要なのは無難な設定を「変えない」で脳波を見続けることである。これが目を慣らすために重要なので、設定の細かな意義よりは、まずは無難な設定を覚えていただきたい。**紙脳波は設定を変えられなかったのだが、デジタルになったことで生じた壁である。

　大事な設定には大きく3種類ある。モンタージュ、フィルター、そしてモニターである。モンタージュとフィルターは判読ソフトで画面上部にまとまって配置されていて、プルダウンで選択することができる。モニターはPCのモニターのことである。まずは無難な設定に固定してしまって差し支えない。

◇モンタージュ

　脳波は各電極とある部位の電位差を波形として表示している。脳波の電力は微弱なので、測定した値が脳波なのか、脳以外の身体や周囲環境に由来するノイズなのか、1箇所だと判別できない。この問題を克服するため、2点（各電極と基

準の電極）で測定し、共通する部分を脳波以外と考え、差分を脳波としているのである。数式で表すと以下のようになり、脳波の理解に欠かせないため判読する前に必ず理解してほしい、と書くとそれだけで多くの人が裏切られた気持ちになると思うので、興味がある方だけ教科書を参照していただきたい。今のところは、**モンタージュとは脳波を判読しやすくするために編み出された表示法**という理解で十分だと思う。

モンタージュ（次ページ参照）は種類が多いが、まず覚えておきたいのは耳朶（じしょう、みみたぶのこと）を基準とし各脳部位と耳朶を結ぶ基準電極誘導、隣の電極を基準にして前頭から後頭に向かってつなぐ縦割り、左半球から右半球に向かってつなぐ横割り、の3種類である。縦割りや横割りの方法は施設や地域により微妙に違っていたりするが、原理は一緒である。なぜ1つではいけないのか？　完全なモンタージュは存在せず、それぞれが得手不得手を抱え補い合っているからである。ただ、本書では以降の実践編でも発展編でも、基準電極誘導しか提示されていない。慣れるまでは基準電極誘導だけでもいいのではないでしょうか、と提起したいところだが、各方面からお叱りを受けると思うので言わないようにしている。

ちなみに、日本では基準電極誘導が使われることが多いが、米国では縦割りが基本的なモンタージュとされていて、ダブルバナナという愛称まで与えられている。個人的にはハンバ

ーガーっぽいなと思っていたのだが、それだと横割りのほう
がハンバーガーらしいので縦割りはやはりダブルバナナでよ
いのかもしれない。判読会でも「ダブルバナナ」は真面目な
講師の口から突然出てくるので驚かないようにしたい。

基準電極誘導

① Fp1 − A1（左前頭極）
② Fp2 − A2（右前頭極）
③ F3 − A1（左前頭）
④ F4 − A2（右前頭）
⑤ C3 − A1（左中心）
⑥ C4 − A2（右中心）
⑦ P3 − A1（左頭頂）
⑧ P4 − A2（右頭頂）
⑨ O1 − A1（左後頭）
⑩ O2 − A2（右後頭）
⑪ F7 − A1（左側頭前）
⑫ F8 − A2（右側頭前）
⑬ T3 − A1（左側頭中）
⑭ T4 − A2（右側頭中）
⑮ T5 − A1（左側頭後）
⑯ T6 − A2（右側頭後）
⑰ Fz − A1（正中前頭）
⑱ Cz − A1（正中中心）
⑲ Pz − A1（正中頭頂）

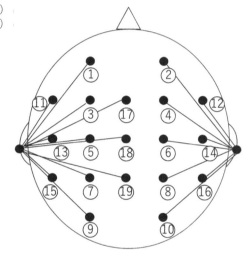

縦割り　　　　　　　　横割り

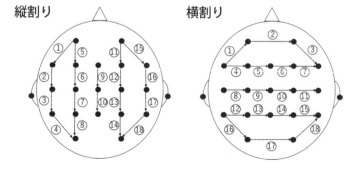

　それ以外の誘導にお世話になる機会はほとんどない。本書の目標である、基礎波と睡眠波形を眺めて、意識障害と脳機能低下の指標に用いるのであれば、基準電極誘導に絞っても支障を感じることは少ない。縦割りと横割りは基準電極誘導に慣れてきた段階で、変化を求めて使ってみるということでよいのではないか。

　紙脳波の判読は、最初から最後まで一通りページをめくり、気になったところに折り目をつけたりして、開閉眼は最初のほうで何回かやっていたな、この患者さんは最後のほうでようやく寝てくれたのか、ここはてんかん波かもしれないな、とまずは全体のあらすじを把握し、行きつ戻りつしながら局所での異常を確認していくというアナログ的な営みだった。

　判読会では指導医の前に脳波が置かれ、指導医が自分のペースでめくりながら進行するので、若手は置いていかれないようにしっかりページを凝視していなければならなかった。デジタル脳波計と違い、その時点でのモンタージュは切り替わった最初のページにハンコが押されているだけだったので、判読会の最中に眠気に負けて切り替わったページを見逃すと、気がついた時には時既に遅しで、何をみせられているのかわからなくなってしまった。そんな時は、涼しい顔をして自分が指名されませんようにと次のモンタージュに切り替わるのを待つしかなかった。昼食後の判読会は本当に危険だった。教訓としては、教授が解説する真横でも、慣れてくると医局

員は眠ることができるようになるということだった。少人数
の判読会で誰かが寝始めた時には、残された側は生きた心地
がしなかった。

紙脳波（基準電極誘導のハンコ）

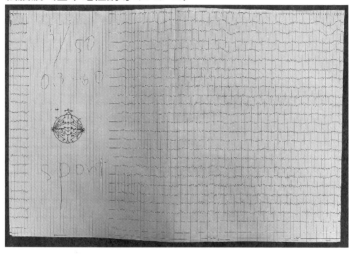

　デジタル脳波計では技師さんが開閉眼や睡眠や異常波の情
報を入力してくれているので、一覧を見ればどこらへんに自
分が見たいページがありそうかあたりをつけることができる。
また、DSA（density modulated spectral array）と呼ば
れるその時点での周波数の分布を色調で提示する機能もあり、
色調の違いで睡眠やてんかん波と思われる部位など推測でき
るようになっている。慣れてくると便利さが実感できるデジ

タルの恩恵である。

◇ 時定数とフィルター

　脳波の判読に際しては低域と高域をカットし必要な周波数帯だけを残す必要がある。その調整をするのが時定数とフィルターである。低域を調整するのが時定数（time constant, TC）で、デフォルト値の 0.3 で特に問題がない（詳しく知りたい人は教科書を参照）。重要なのは高域（high cut filter, HF）で、15Hz から 120Hz まで幅広くフィルターを設定できる。教科書では 60-70Hz が推奨されていて、デフォルトも高い値が多いのだが、これだとノイズがのって少々見づらい。30Hz、あるいは 15Hz に設定しても通常使用であれば問題がないので、まずはデフォルトから 30Hz か 15Hz に設定を変更してみるとよい。フィルターの役割を確認するために、高いほうから低いほうへと順に数値を変えていくと、脳波がきれいになっていくのが一目瞭然である。

◇フィルター値（HF）による見え方の違い

120Hz

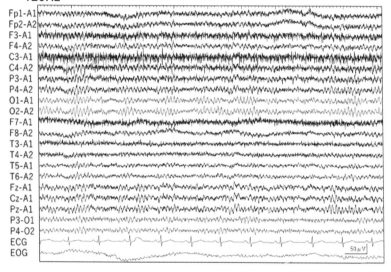

60Hz

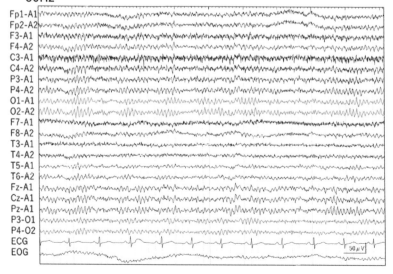

30Hz

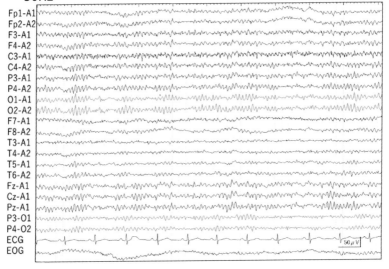

15Hz

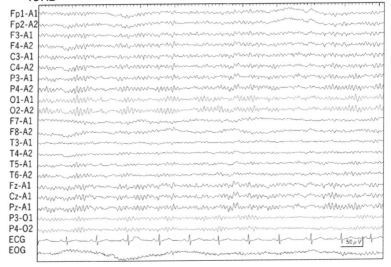

◇モニター

　脳波に慣れるためには、判読するためのモニターを固定してしまうのがよい。システムが整っている病院だとどの端末からでも見られるのだが、判読する環境をいつも同じにすることは意外と重要である。自分なりの脳波の席を決めると、姿勢（心構えだけでなく、体や視線の位置）が定まり、読み始めまでの負担が少し減る。

　もう一つモニターで重要なのが画面に何秒分の脳波を提示するかである。紙脳波は $3cm$ / 秒で 1 ページが $30cm$ / 10 秒（見開き 2 ページで 20 秒）だった。一人で見るにも複数で見るにもちょうどよかったので、モニターでも紙に近いサイズに調整すると判読しやすい。モニターの大きさによるが、小さめの 14 や 17 インチのノート PC のモニターだと 10 秒、20 インチを超えるデスクトップのモニターだと 15 秒か 20秒に設定すると見やすいサイズになる。30 秒にするとやや細かくなり、通常の判読にはあまり向かない場合が多い。

　20 インチ以上のモニターで判読を続けるとよい。毎回同じモニターで概ね $3cm$ / 秒で脳波を見続けることが重要である。オンラインの脳波セミナーにせっかく参加するのであれば、スマホや小さめのタブレットではもったいないので、PC で視聴することも同じく重要である。

検査の流れを理解する（開閉眼／睡眠／過呼吸／閃光刺激）

　脳波検査は長い（といっても 30 分）。1 ページ 15 秒だと 120 ページにもなる。それだけでも大変なのに、途中何をやっているのかわかりづらい。しかし**被検者の状況により多少順番は前後するが、やっていることは 4 種類の賦活試験のどれかである**。デジタル脳波ではこの 4 種類のどれをやっているか表示してくれているので、紙脳波よりはこの点ずっとわかりやすい。試験と呼ばれているが、それぞれに関しては、字面を見れば何をやっているかわかる。さらに、**過呼吸と閃光刺激に関してはてんかんのための要素が大きいので、今の時点では深く考えず、まずは開閉眼と睡眠賦活を理解していきたい**。

◇開閉眼

　10 秒前後の開眼と閉眼を数分間繰り返し、それによる脳波変化をみる試験である。目を閉じたり開けたりを繰り返す、それだけ。恐れることはなにもない。基礎波を確認するとともに、被検者が指示に適切に従える状態なのかを確認できる。

◇睡眠

　寝てもらう試験である。睡眠の初期はてんかん波も徐波も出やすい段階なので、非常に重要なのである。しかし被検者

にやってもらうことは単純で、目を閉じて寝てもらうのである。速やかに眠れると、15分程度で終了する。

　ただし、日中に監視下で寝てくださいと言われても眠れない場合も多い。もともと不眠傾向であればなおさらである。開閉眼のあと何をしているかわからない画面が長く続く場合は、寝るのを待っているのである。ウトウトはするが入眠まではしてくれない場合（高齢者では多い）技師さんは撤退して次に進むべきかどうかで悩む。

　うまく眠れると睡眠波形が出てくる。開閉眼での基礎波に続いて睡眠波形がわかるようになると、すごく脳波が読めるようになった気がしてくる。

◇過呼吸

　開閉眼や睡眠に続いて、過呼吸や閃光刺激が行われる。この2つは賦活試験と呼ぶにふさわしく、被検者の協力が必要になる。覚醒してしまうので、通常は開閉眼や睡眠のあとに行われる。

　過呼吸は軽く閉眼したまま1分間20-30回の割合で3分間の過呼吸を行わせるものである。ビルドアップと呼ばれる徐波の混入が認められることがあり、この量が過剰であったり過呼吸終了後1分以上持続する場合は異常と考えるが、それだけでは診断的意義は乏しい。てんかんの欠神発作で3Hz棘徐波複合が認められると診断的意義が高いのだが、

やはりてんかんなのでまずは病歴と症状ありきなので、偶発的に見つかっても焦る必要はない。

◇閃光刺激

　閃光刺激：患者の眼前でストロボスコープの光を照射する。毎秒1から50回程度。当院では3Hzから3の倍数で刺激を行っている。基礎波であるアルファ波より遅い帯域の3Hzや6Hzで光駆動反応の亢進がみられると脳機能低下が示唆される。特発性全般てんかんで棘徐波複合（光突発反応）が認められることがある。

3

正常波形を眺めてみる

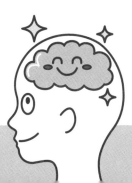

　いよいよ実際の波形を眺めてみる。おそらく正常だろうとあたりをつけるところまでの空気感をつかむのが目標である。

後頭部（O1-A1, O2-A2）に集中する

　唐突で恐縮だが、まずは左右の後頭部（O1-A1, O2-A2）2本だけに集中して判読を開始する。正式な教科書では伝えられないが、本書で伝えたいけっこう重要なポイントである（Take Home Message ともいう）。他はどうするの？　との疑問はもっともだが、まずは後頭部に集中してほしい。なぜかというと、基礎律動（いわゆる基礎波）は後頭部中心に出現し、開眼時に基礎波が消失するアルファブロッキングも後頭部がわかりやすい。後に述べる意識障害や脳機能の診療に直結する部位だからである。

　医療資源が逼迫し、脳波は前頭・側頭・頭頂・後頭のうち、一部位しか保険適用を認めない、という時代が来てしまったら（どんな時代だ）、私は迷わず後頭を選ぼうと思う。

正常例を最後まで眺めてみる

　ここから実際の波形を眺めてみたい。たくさん並んでいて目を背けたくなるが、先に述べた通り、上から部位毎に、左右の順番で並んでいるだけである。

全体図（基準電極誘導 p20, TC 0.3s, HF 30Hz）

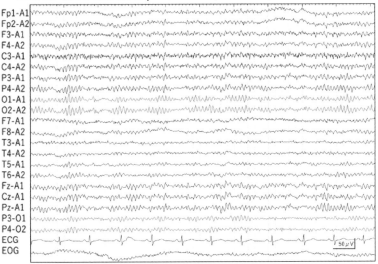

後頭部（O1–A1, O2–A2）の拡大図

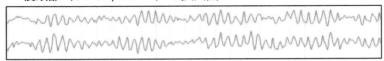

脳波は周波数により下表の通り分類されている。**アルファ波を中心に、遅い帯域のデルタ波とシータ波が徐波、早い帯域のベータ波とガンマ波は速波と呼ばれている。**

脳波の周波数帯

デルタ波	0.5-3Hz（4Hz 未満）	徐波
シータ波	4-7Hz（8Hz 未満）	徐波
アルファ波	8-13Hz（14Hz 未満）	
ベータ波	14-40Hz （14-35Hz, 14-30Hz とすることも多い）	速波
ガンマ波	40Hz を超える	速波

基礎律動（基礎波）

基礎律動（基礎波）を実際に O1-A1（左後頭）と O2-A2（右後頭）で確認してみたい。その前に、はやる気持ちを抑え、一応全体も眺めてみよう。背景をよくみると、薄い縦線が入っている。そして 5 本おきに太くなっている。この太い線の間が 1 秒、薄い点線が 0.2 秒である。この画面には約 10 秒分の脳波が表示されている。波形に目を戻すと、色が違うところがある。デジタル脳波は優れもので、わかりやすいように後頭に色をつけられる。部位別に分けてもいいし、後頭だけ別の色にしてもいい。

　O1-A1（左後頭）とO2-A2（右後頭）に目を戻すと、少しずつ高くなったり低くなったりしながら、芋虫のようにうねうねとした線が続いている。**1秒の間に波がいくつ含まれているか数えてみる。太い縦線の間（1秒）をスケールで測るのが正式なやり方だが、指差し数えてみるだけでもよい。**

　だいたい10個ぐらいの波が含まれていることがわかる。1箇所だと心もとないので、**左右それぞれ連続性がよい2、3箇所を数えてみてほしい。**このページはずっと閉眼している状態であり、同じような波が持続している。左右どこも大体10個ぐらいであることは変わらない。1秒間に10個の波ということは、周波数10Hzということである。どの周波数帯か上記の表で確認すると、10Hzはアルファ波。そう、閉眼時に出現しているこの波こそが、基礎波である。

　基礎波には周波数以外にも、左右差、振幅、連続性、分布といった要件もあるのだが、最も大事なのは周波数で、8.5Hz以上かどうかである。教科書では8Hz以上が正常とされているが、軽度の意識障害では8Hzの基礎波がよく見られるので、8.5Hzにしておくほうが実用的だ。左右差は明らかに異なっていなければ気にしなくてよいし、振幅も確認できる程度であれば問題ない。まずは周波数と左右差がないかだけに集中し、それ以外は神経質になる必要はない。他は何もわからなくても、基礎波を確認できるようになるだけで脳波はぐっと身近になる。

　目が慣れてくると基礎波といっても実に多様で、なかには閉眼後わずか数秒しか基礎波が出現しない人もいて、基礎波探しに難渋することもある。周波数以外の要件は徐々に培っていくとよい。

　とにかく、まずは周波数 10Hz 前後の基礎波が連続して出現している脳波であることが理解できた。本書の目的はこれだけで達成されたようなものだが、せっかくなのでもう少し読み進めていきたい。

基礎波で注目するポイント	正常らしさの要件
周波数	8.5Hz 以上であるか
左右差	振幅や連続性に明らかな差がないか

開眼時　アルファブロッキング

　基礎波において周波数と同じく重要なのが、目を開けたり
閉じたりした時（開閉眼）の変化である。先にみた基礎波は
目を静かに閉じていた時（安静閉眼時）に見られたものであ
る。正常な場合、**基礎波は開眼すると出現する頻度や振幅が
大幅に減衰し、ほとんど認められなくなる。この現象がアル
ファブロッキングである**。開閉眼前後で見比べるとわかりや
すく、開眼で減衰し閉眼で復活する。

　脳波の最初の開閉眼賦活試験は、基礎波が閉眼で認められ
るか、開眼で減衰するかということを繰り返し確認している
のだが、それに加えて患者さんが開閉眼の指示に従命可能で
あるかもみているわけで、まさに意識障害の有無を見ている
のである。

　意識障害があるか悩ましい症例では、周波数が 8.5Hz 以
上で持続し、かつアルファブロッキングが確認できれば、そ
れだけでも意識障害の確率は低くなる。

アルファブロッキング（矢印で開眼）
（基準電極誘導 p20, TC 0.3s, HF 30Hz）

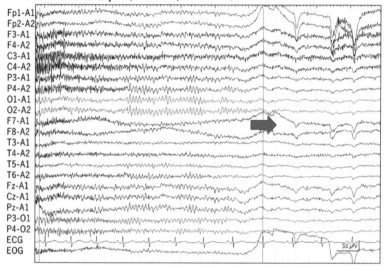

閉眼（矢印）するとアルファ波が再度出現

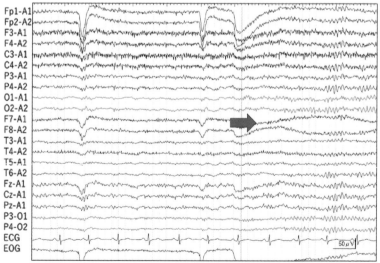

さざなみ波　緩徐眼球運動

　開閉眼の次は眠ってもらう睡眠賦活である。まだ後頭部だけに集中する。眠れるかどうかなので運次第なところもあるが、少しずつ基礎波が途切れがちになり、かわりに、イモムシがのびたようなところが出てくる。**ページの中で基礎波が占める割合が徐々に減り、代わりに、平坦に近いがやや起伏のある波が連続するようになってくる。**「水面を連想させるさざなみの方がイモムシより聞こえがよい」という経緯で決まったわけではないと思うが、この波形はさざなみ波と呼ばれる。さざなみ波が一画面の半分以上を占めると入眠したとみなされ、睡眠段階ステージ1と判定される。

さざなみ波（枠）と緩徐眼球運動（矢印）、アルファ波が混在
（基準電極誘導 p20, TC 0.3s, HF 30Hz）

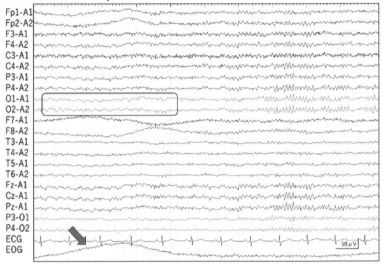

さざなみ波が持続的に出現

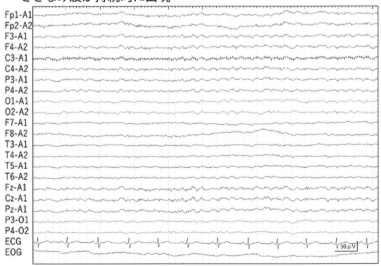

　この段階で、後頭部から視野を広げ脳波全体を眺めてみると、後頭部だけでなく、前頭や中心部などにもさざなみ波が広がってきているのがみてとれる。

　さらに視野を広げ眼球運動（最下段の EOG）もみてみよう。心電図と並んで画面の下の方に配置されていることが多い。**幅の広い S 字カーブが続いている。眼球がゆっくりと左右に往復している状態を現していて、緩徐眼球運動（SEM：slow eye movement）、セムと呼ばれている。**

　眼球の動きまで測定して何に使うのかと思うかもしれないが、睡眠ステージの判定に重要なのである。睡眠ステージ１は、さざなみ波とセムが特徴である。

　眼球運動が重要なもう一つの睡眠ステージがレム睡眠である。本書の守備範囲を超えるのでレムの詳細は教科書参照だが、レムは急速眼球運動（REM：rapid eye movement）のことで、眼球がカクカクと素早く動く。

　退屈な会議で近くの人が寝落ちしそうになっていたら、セムを観察する絶好のチャンスである。勘違いされない程度に相手の目をじっと見続けてほしい。目が大きくて瞼が閉じきらない人だとわかりやすい。うまくいけば眼球がゆっくり左右に往復する、地球の自転に似た神秘的な眼球運動（まさに S. E. M）を目撃できるはずだ。

　子どもが寝る時もセムがわかりやすいので、寝かしつけの時間も脳波の勉強になる。ポイントは、セムが出ているとい

うことはまだ睡眠が浅く、物音で起きてしまいやすいということだ。はやる気持ちを抑えもう少しその場を動かないようにしないといけない。セムがある程度続き寝息が安定してくるとステージ2に移行した確率が高いので、このリスクを下げられる。寝そうだった子どもが起きてしまいがっかりした回数と、両親のいずれかが翌月にうつ病を発症するリスクが有意に相関することは、今後の研究で明らかになるはずだ。

　セムよりチャンスは少ないが、入眠後ある程度時間が経過してから、寝言を言っていたり、むにゃむにゃしている時はレムを観察するチャンスである。眼球が素早く動いているのが瞼越しにわかることがあり、これまた睡眠の神秘を感じられる。

睡眠段階と特徴的な所見（AASM による睡眠および随伴イベントの判定マニュアル）

睡眠段階	主な所見
Stage W（覚醒）	・アルファ律動が閉眼時に出現し開眼で減衰する ・緩徐眼球運動
Stage N1（NREM 1）	・緩徐眼球運動 ・低振幅で様々な周波数が混在する EEG 活動 ・頭頂部鋭波（V 波）
Stage N2（NREM 2）	・K 複合 ・睡眠紡錘波
Stage N3（NREM 3）	・徐波活動 ・睡眠紡錘波、K 複合
Stage R（REM）	・急速眼球運動 ・鋸歯状波

瘤波、睡眠紡錘波

睡眠が安定してくると、前頭や中心（脳波画面の上方）に特徴的な変化がでてくる。ステージ 2 の指標となる波形にはいくつかあり、代表的なものが、小さくとがったこぶのような瘤波（通称ハンプ）。そして睡眠紡錘波（通称スピンドル）である。睡眠紡錘波はアルファ波より少し早い 12-14Hz 程度で、持続時間は 1-2 秒、出てはすぐに消える。ハンプとスピンドルが繰り返されると睡眠が安定してきたということである。

瘤波（緑）と睡眠紡錘波（黄）
（基準電極誘導 p20, TC 0.3s, HF 30Hz）

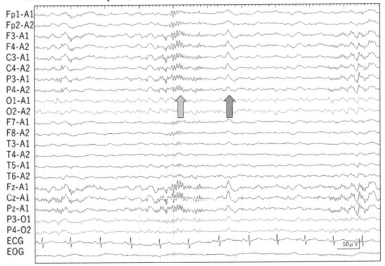

　重要な異常波の多くがこの段階までに出現するので、開閉眼を経て、睡眠まで異常波がないと、その後も安定して経過する確率が高まる。

　睡眠は個性的な波が多いので、ぜひ推し波形を見つけてほしい。ちなみに慣れるまでの注意点としては、子どもと若年者だと瘤波は非常にとがって振幅が高くなりやすいので、てんかん波としばしば誤読してしまうことである。頭頂や中心部で振幅が高く、左右差がないことなどが判別の基準となるので興味が出てきたら教科書を参照していただきたい。いずれにせよ、発作症状がない人でてんかん波らしきものがあったとしても焦る必要はないことを思い出そう。

K 複合

　ステージ 2 で特徴的なもう一つの波が、**K 複合（K コンプレックス）**である。プロレス技みたいな名前だが、先に紹介した**瘤波と睡眠紡錘波が合体したような波形をしていて、振幅も高い大型の波**なので、決して名前負けしていない。ステージ 2 でも後半に出やすい。睡眠も安定してついにここまで来たかという時に出現する。睡眠ステージはその後 3、4 と続き、徐々に徐波成分が多くなってくるのが特徴なのだが、通常の脳波検査は概ねステージ 2 まで確認できれば十分であり、さらに深く眠ってしまうと起こすのも大変になるので、通常は被検者を起こし、以降の賦活試験に移ることが多い。

K 複合（矢印）（基準電極誘導 p20, TC 0.3s, HF 30Hz）

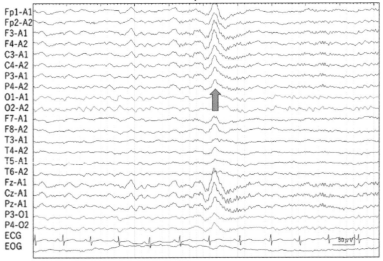

過呼吸・光駆動

　先に述べた通り、過呼吸では徐波の混入が増加することがある。また、光駆動では、後頭部を中心に光駆動の周波数と同じ帯域の波形が出現する。まずはこのような変化が起きるということを大まかにおさえておくだけでよいだろう。この2つの刺激による異常所見に関しては教科書に記載されているので、興味が出てきたら参照してほしい。

脳波レポートの作成

それらしいレポートとは

　判読と同じくらい、脳波レポートの記載はけっこうな壁である。何を書けばよいかよくわからないのに、かなりの分量を書き込める自由記載のスペースが与えられている。独特の用語も多く、過去のレポートを見ても何を言われているのかわからないことも多い。

　紹介状では脳波の情報として、正常または異常でしたと一言だけ記載されているものが多いが、これだと寂しい。申し訳ないが信頼性も高いとは言えない。たとえ正常であったとしても、せっかく判読したのだからもう少し情報を伝えるべきで、その際にはこのレポートの文章部分を紹介状に転記できると見栄えがぐっとよくなる。

レポートのひな形（定型文を用意する）

　脳波レポートの大半は、実は定型文の組み合わせである。そして、特殊な症例を除き記載すべき項目は多くない。そういうわけで、定型文をあらかじめ用意し、慣れるまでは改変するだけでそれらしいレポートが出来上がるようにするのがおすすめである。

　以下がその定型文である。量が多いと感じるかもしれないが、よく見ると、カッコ内を選択するか数字を記入するだけの仕様となっている。わからないところは文章ごと削除してしまうのである。

〈総合判定〉

　（正常・境界脳波・軽度異常・中等度異常・高度異常）

〈背景脳波〉

　基礎律動は（?‐?）Hz、振幅は（?‐?）μVであり、（後頭部優位・全般性）に出現し、連続性は（高・中・低）であり、左右差は（認める・認めない）。（δ波・θ波）は（多・中・少）量、β波は（多・中・少）量混入している。アルファブロッキングは（正常・減弱・欠落）である。睡眠時には（頭頂部鋭波・睡眠紡錘波・K複合）が（左右対称・右側減弱・左側減弱）に認められる。過呼吸においてビルドアップは（高・中・低）である。光駆動反応は（δ・θ・α・β）帯域で（過剰・良好・減弱）である。

〈突発性活動〉

（左・右・両側・全般性／前頭・側頭・頭頂・後頭）領域に（徐波・徐波群発）が（散発・頻発・連続性）に認められた。てんかん性異常所見は（認められた・認められなかった）。

正常レポート記載例

先の判読を記載したものが下記となる。

〈総合判定〉

（正常）

〈背景脳波〉

基礎律動は（9.5-10.5）Hz、（後頭部優位）に出現し、左右差は（認めない）。アルファブロッキングは（正常）である。睡眠時には（頭頂部鋭波・睡眠紡錘波・K複合）が（左右対称）に認められる。

〈突発性活動〉

てんかん性異常所見は（認められなかった）。

基礎波と睡眠波形に関するわずかな情報が入っただけだが、情報量が増し、自分のスキルまで高まった気がしないだろうか。

　レポート記載のポイントは基礎波の周波数である。先の確認ではだいたい 10Hz 前後の脳波だった。**基礎波は測定のなかで 1Hz 前後動くので、少し幅を持たせ、確認した基礎波の ± 0.5Hz の範囲で記載する。**もう少し遅いと感じれば、9.0-10.0Hz という記載でもよいかもしれない。0.5 刻みで（8.0-9.0Hz, 8.5-9.5Hz, 9.0-10.0Hz, 9.5-10.5Hz……）と記載しておくと実用的である。定型文のところだけであれば、5 分もあれば記載できるようになる。

　脳波を見立てに活用するためには、検査時点の脳波に加え、以前からの変化も重要である。過去の基礎波の具体的な情報があると、2 回目以降や転院先での脳波の活用度合いが大きく違ってくる（本書の発展編を参照ください）。正常、との情報しかないとせっかく実施した脳波検査が有効活用されなくなってしまう。

　てんかんの専門施設へ紹介する際にも情報が少しでも多いほうが誠意は伝わる。専門施設であれば再度しっかりと検査してくれるので、多少の見落としや間違いを恐れて恐縮する必要もない。そしてデジタル脳波の時代なので、わからないが気になる部分は、そのページをスクリーンショットして紹介状に添付するというのも十分有効だ。

4

発展編

活用事例を概観する

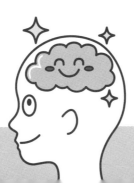

　ここからはモデル症例をもとに、どのような所見が観察されるかを見ていきたい。やや発展的な内容も含まれるが、脳波活用の一例として概観してほしい。

身近な症例で経験を蓄積

せん妄が疑われる症例での脳波の活用（うつ病との鑑別）

　繰り返しになるが、てんかん以外で脳波が実用的な場面は意識障害と脳機能低下である。**日々の臨床で活用しやすいのは、せん妄、代謝性脳症、脳炎など、画像検査で捉えることが困難な意識障害が疑われる場合である。**

　最も機会が多いのはせん妄かもしれない。せん妄は大声をあげたりや徘徊を繰り返してしまう過活動型と、自発性が低下し無気力に経過する低活動型にわかれる。過活動があると見つかりやすいが、見過ごされがちなのが低活動型である。手術など主要な治療が終わっている場合、病棟で問題になりづらい低活動型は、リハビリや食事が低調でも数日間そのまま様子を見られることが多く、その間に機能低下が進行してしまう。典型例では数週後にうつ病を疑われ精神科に紹介ということがある。

　低活動型せん妄との鑑別で悩ましいのがうつ病である。ともに気分の落ち込みや意欲低下が持続するわけだが、会話量が少なくケアやリハビリに拒否的な場合、診察だけではわか

りづらい。しかし、ケアの方向性や使用薬剤が異なってくるので、せん妄（意識障害あり）とうつ病（意識障害なし）、どちらが優勢か判断する必要がある。

◇ モデル症例

・症例

50代女性

・既往症

30代の時に仕事のストレスから過呼吸になり、以後精神科クリニックで加療を継続していた。抗不安薬のアルプラゾラム（0.4mg）1錠を週に2回程度、不安が高まった時のみ使用していた。

・現病歴

1ヶ月前に胃がんで入院し手術は問題なく終了したが、術後に感染症に罹患し1週間の個室隔離を要した。この時に不安や不眠の訴えがあった。軽快し自宅に退院して療養していたが、5日前に腹痛や下痢を訴え再入院となった。入院当日から帰宅したいと訴えたり、点滴を拒否した直後に希望したりと一貫しない場面があった。夜間は断眠で、日中は臥床しがちだが、起きている時はそわそわして落ち着かない様子だった。脳MRIでは特に異常がなく、身体的に大きな異常もないが血液検査では軽度の炎症反応と脱水傾向が認められた。精神症状の悪化を懸念され精神科紹介となった。

・現症

　ぼんやりとしているが、問いかけると不安そうな表情でや
や焦りがちに返答する。日時や入院日などは正答し、明らか
な見当識障害はない。不安や不眠に対する治療を相談すると、
身体的な不調に話が戻ってしまい、決められないと話す。担
当の看護師によると、初回の入院でも不安の訴えはあったが、
今回はその時とは様子が異なり心配しているとのことである。

　精神科の既往がある方で、手術や入院に伴うストレスも重
なっていることから抑うつや不安の悪化が考えやすい。しか
し、前回と様子が異なるとの情報に加え炎症や脱水もあるこ
とから、せん妄の可能性も考えたい症例である。明らかな注
意障害や見当識障害があるとせん妄の可能性が高まるが、注
意障害が軽度で不安や焦燥が前景に経過する人もいるので、
診察だけではせん妄があるかどうか判断が悩ましい。もとも
と不安が高まりやすい背景があるので、不安や不眠の悪化を
考える場合は抗不安薬や睡眠薬での対応が検討されるが、せ
ん妄だった場合悪化させてしまう可能性がある。

安静閉眼時 (基準電極誘導 p20, TC 0.3s, HF 30Hz)

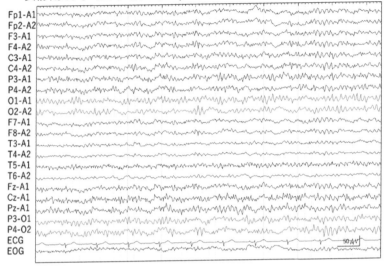

後頭部 (O1−A1, O2−A2) 拡大図、徐波 (矢印) が混入

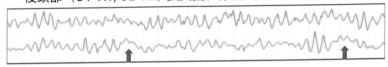

　安静閉眼を保てているページを探し、まずは基礎波を確認するところから始まる。基本は同じで、後頭部にまずは集中する。ある程度連続性がある左右それぞれで、1秒間にいくつ波が含まれているか数えてみる。だいたい8から9個であるが、幅が広い一部は8Hzを下回っていそうでもある。そういうわけで、周波数は8Hz前後と考える。そして先程の正常例 (p.33) と異なり、後頭部の波形がやや乱れている。

56

その乱れの原因は基礎波に混じって認められる周波数の遅い波、徐波である。両側後頭（特に右後頭）に、2から3Hz程度の徐波が複数混入しているのがわかる。基礎波が8Hz程度で、徐波も混入していることがわかる。

一応後頭部以外を広く眺めてみても、少し遅い基礎波と徐波の混入は全般性に認められているが、てんかん波のような粗大な異常はなさそうだ。

アルファブロッキング減弱（矢印で開眼）
（基準電極誘導 p20, TC 0.3s, HF 30Hz）

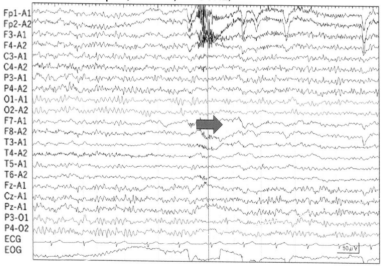

安静閉眼の次は、開閉眼を重点的に確認してみる。開眼すると、基礎波は減少しているように見えるが、先程の正常例

（p.38）と比べるとある程度残存している。これが、アルファブロッキングの減弱である。

　この方は検査中に入眠することができなかったので、得られた情報は安静閉眼と開閉眼に限られてしまったが、この情報をもとにレポートを記載すると以下のようになる。

〈総合判定〉

　（軽度異常）

〈背景脳波〉

　基礎律動は（7.5-8.5）Hz、振幅は（30-50）μV であり、（後頭部優位）に出現し、連続性は（中）であり、左右差は（認めない）。（δ波・θ波）は（中）量、β波は（少）量混入している。アルファブロッキングは（減弱）である。

〈突発性活動〉

　（両側／後頭）領域に（徐波）が（頻発）に認められた。てんかん性異常所見は（認められなかった）。

　重要なのは3点で、基礎波が徐波化（8.5Hz以下）していること、徐波が混入していること、そしてアルファブロッキングが減弱していることである。

　教科書を参照すると、これらはせん妄をはじめとした意識障害で認められる所見に合致している。病前の脳波がないた

58

めこれだけで断定することはできないが、入院後や診察時の様子、そして脳波所見を交え総合的に検討し、せん妄（軽度の意識障害）の可能性が高いと判断した。せん妄ケアを行いながら、薬物治療はクエチアピン 12.5mg を就寝前に内服する方針となった。

その後数日で炎症反応や脱水が改善するに伴い、日中の不安が軽減し、夜間の睡眠も安定するようになった。そして確認のため改善 1 週間後に脳波を再検した。

安静閉眼時（改善後）（基準電極誘導 p20, TC 0.3s, HF 30Hz）

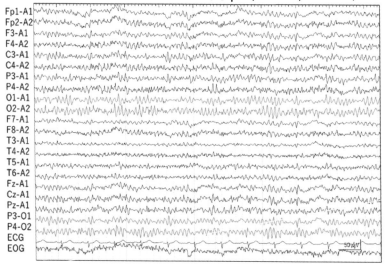

後頭部（O1, O2）拡大図

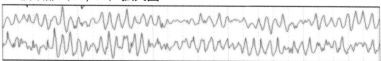

　何度も繰り返すが、まずは安静閉眼時に後頭部を確認することから始まる。基礎律動が9から10Hz前後であり、前回と比べて1Hz程度改善しているようだ。そして、徐波も前回（p.55）よりは減少している。

アルファブロッキング（改善後、矢印で開眼）
（基準電極誘導 p20, TC 0.3s, HF 30Hz）

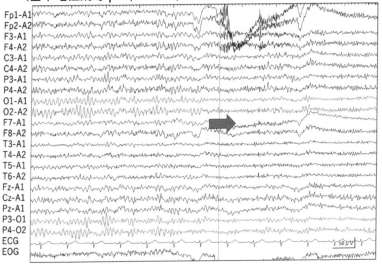

　次は開閉眼での変化である。前回（p.56）の脳波と比較すると、開眼時にアルファ波が消失している割合が高まり、アルファブロッキングも改善していることがわかる。

〈総合判定〉

（正常～境界脳波）

〈背景脳波〉

基礎律動は（9.0-10.0）Hz、振幅は（30-50）μV であり、（後頭部優位）に出現し、連続性は（中）であり、左右差は（認めない）。（θ波）は（少）量、β波は（少）量混入している。アルファブロッキングは（正常）である。

〈突発性活動〉

（両側／後頭）領域に前回（X 年 Y 月 Z 日）認められていた徐波は減少した。てんかん性異常所見は（認められなかった）。

意識障害（脳機能低下）3点セット

先に述べた**意識障害の3点セット（基礎波の徐波化、徐波の混入、アルファブロッキング減弱）**が改善していることが確認できた。症状の改善と併せて、せん妄だったことが明らかとなった。もし脳波を測定していなければ、既往の精神症状の悪化として抗不安薬や睡眠薬が用いられてしまったかもしれない。

この症例で認められた**基礎波 1Hz の変化は、意識障害や脳機能低下の診療では重要**である。時に 0.5Hz 程度の変化であることもある。この点は教科書で強調されることは少な

く、意識障害の脳波と言えば、三相波やてんかん重積など重症度の高い疾患に割かれ、あまり注目されることがない。専門家にとっては当たり前過ぎるからなのだが、非専門家にとっては、この**安静閉眼と開閉眼でわかる意識障害3点セットが使えるようになるだけで、日々の臨床に脳波を大いに役立てることができる。**

　3点セット活用の注意点としては、正常範囲内での基礎波の周波数変化も、実臨床では珍しくないということである。もともと 9.5-10.5Hz の基礎波だった人が、せん妄時に 8.5-9.5Hz になるというような場合である。初回の有症状時の脳波だけでは悩ましく、症状が改善したのちの再検査も併せて検討しないとわからないが、有症状時の脳波がないことには判断しようがない。やはり、悩んだ時に検査をしておくことが重要になる。先にも述べたが、1回の検査でわかることには限界がある、ということはてんかんに限らず意識障害の脳波でも重要なので覚えておきたい。

　せん妄の発症はその後の認知症リスクを高めてしまうことも明らかとなっている。**長期的な経過で認知症への移行を考える際にも、継続的な脳波所見があると見立てを深めてくれる。この際に確認すべきポイントも基礎波の徐波化、徐波の混入、アルファブロッキングであり、実は意識障害の3点セットと共通しているのである。**長期的な経過観察にもこの3点セットはぜひ活用していただきたい。

非けいれん性てんかん重積

さらに発展的な内容だが、先の症例と同様に診察だけでは
判断が難しい症例を紹介したい。脳波所見に関しては本書の
範疇を超えるので今の時点ではあまり気にしないでほしいが、
このような症例が決して少なくないということは頭の片隅に
置いておいてほしい。

◇モデル症例

・症例

　60 代男性

・既往症

　左側頭葉神経膠芽腫

・精神科既往歴

　なし

・現病歴

　失語で発症し、脳神経外科で摘出術と術後放射線化学療法
が行われた。しかし、1 年後に再発し再度摘出術が行われた。
術後から易怒性や拒食、治療やケアへの抵抗が持続し、せん
妄を疑われリスペリドンなどが使用されたが数日経っても改
善しないため精神科紹介となった。頭部 CT や脳 MRI で新
規病変はなく、血液検査も大きな異常所見がなかった。

・現症

　ナースステーションで静かに座っている。やや弛緩した表

情。失語があり意思疎通は困難だが、挨拶すると頷いてくれ
る。しかし担当看護師の情報では直前まで大声をあげ廊下を
歩き続けていた。日内変動というより、分単位で様子が変わ
るという。

脳腫瘍術後　開眼（青矢印）と閉眼（赤矢印）
（基準電極誘導 p20, TC 0.3s, HF 30Hz）

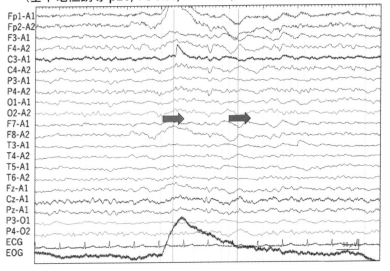

　開閉眼の指示への従命は困難なので、自発的な開閉眼であ
る。アルファ波帯域の基礎波は確認できず、後頭部には多形
性な徐波帯域の 6Hz 前後のシータ波が、左右非対称に出現
している。後頭部から全体に視野を広げると、左前頭や側頭
領域にデルタ波も出現している。

非けいれん性てんかん重積（NCSE）
（基準電極誘導 p20, TC 0.3s, HF 30Hz）

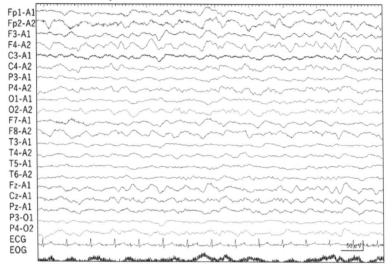

　読み進めていくと、後頭部には大きな変化がないが、前頭や側頭領域、特に右前頭側頭（Fp2-A2, F4-A2, F8-A2）に多形性のデルタ波が連続性に出現している。この所見から非けいれん性てんかん重積（Non-convulsive Status Epilepticus：NCSE）が疑われ、主科からレベチラセタムが投与された。

レベチラセタム投与後　開眼（青矢印）と閉眼（赤矢印）
（基準電極誘導 p20, TC 0.3s, HF 30Hz）

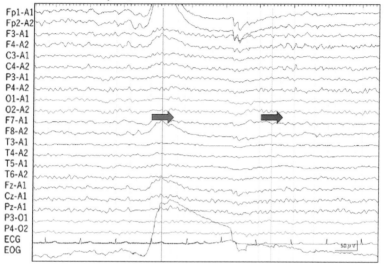

　両側の後頭に、7Hz 前後の基礎波と思われる所見が認められるようになった。前頭側頭に認められていたデルタ波は大幅に減少した。不穏症状もそれに伴い大幅に改善し、リハビリの専門病院へ転院が可能となった。

　長時間の持続脳波モニタリングの活用が広がり、明らかな臨床発作のない、脳波上の発作である非けいれん性てんかん重積（NCSE）が検出される機会が増加している。臨床徴候は意識変容、言語障害、奇異な行動、不安焦燥、幻覚など多彩である。原因となる病態や疾患も、抗てんかん薬の中止変更、電解質異常、脳腫瘍、免疫性疾患、脳卒中、外傷性脳損

傷などなど多岐にわたる。

　診断基準や治療的介入の意義に関しては現在も検討が進められているところだが、重症例が多い救急やICUをはじめ、総合病院の脳波でNCSEに遭遇する機会は決して稀ではない。正確な診断や治療には持続脳波モニタリングが必要になる。しかし日本の医療現場では一般的ではないため、通常の脳波検査で捉えられたNCSEは全体の一部であると考えられ、多くの現場では診断に至らずせん妄や不穏症状として対処されてしまっていると思われる。

おすすめの脳波トレーニング

脳波強化年間を設定し自験例でオーダー

　年明け、新年度、夏休み明け。区切りを機に脳波強化年間を設定してほしい。ただし脳波は長距離走なので、いきなり1日1冊とか無理な目標は設定しないで、週1冊を目標に継続してほしい。

　外来でも入院症例でもいいので、意識的に脳波をとる患者層を設定するとよい。同一の患者さんで繰り返せるのであればなお勉強になるのでおすすめである。

　脳波をとる習慣がなかった組織では週1でも手間かもしれない。その場合、月2回でもいいと思う。1ヶ月間隔が開いてしまうとおっくうになるので、目標毎週、現実隔週で継

続できると目が慣れてくる。

　間隔を開けないことと同じぐらい重要なのは、自身の担当
症例での脳波判読を重ねることである。意識障害や脳機能低
下を疑う時に、脳波を検査してみようと診察時に想起できる
ようになることが継続するために重要だからである。

　てんかん診療でなければルーチンで脳波をとることはまだ
まだ少ないので、てんかんの専門家でない私たちが脳波を継
続するには、意識障害や脳機能低下があるかもしれない症例
で、最初の見立てと、経時的変化の確認で検査を重ね、脳波
を実施すべき症例と検査をオーダーするタイミングを身につ
けていくことが大事になる。診察時に予想される脳波と実際
の結果を積み重ねることで、脳波を見立てに活用することが
できるようになってくる。このためにも、自分が担当した症
例で脳波判読を重ねることが重要なのである。

脳波の教科書を改めて読む

　本書は教科書ではなく、脳波を使ってみようかなと思って
もらうための本である。壁を越える最初の一歩になると信じ
ているが、本書の知識だけで脳波を使い続けるのは難しい。
異常所見についてもほとんど紹介していないからだ。

　やはり、折にふれて数多くある脳波の教科書を参照する必
要がある。既に何冊か持っていて、それに挫折して本書を手
に取ってくれた人も多いと思う。

　私自身そうだったが、わからないなりにまずは数十冊の脳波を最後まで眺めることを繰り返し、周波数だけでもいいからレポートを記載していると、「正常」の感覚が何となくつかめてくる。もちろん外れていたり見落としもあるのだが、それでも続けているとある時期から後頭部だけでなく全体が見渡せるようになり、異常波らしきものも目に入るようになってくる。

　その段階でこれは何だろうと教科書で調べ、実際の脳波と見比べていると、今まで理解できなかった教科書の解説が急に頭に入るようになってくる。実際の症例で習得していかなければどうにもならない部分なのだと思う。

　なので、教科書の通読で挫折した方は、まずは正常の感覚を養うことに重点を置いて判読を重ね、教科書は辞書的に使ってみるようにするとよいかもしれない。

判読会に参加する、指導医を見つける

　ある程度経験を積むまでは教科書を読み解くのも難しく、悶々としてしまうので、経験がある人に意見を求めることができると継続しやすい。

　身近にそんな人はいないというのが全国的な課題なのだが、コロナ禍を経て、オンラインでの判読会や講習会が増えており、以前より参加しやすくなっている。関連学会でも初学者セミナーは毎年開催されている。

　こうしたセミナーも、全くの未経験で参加するのと、自験例で何冊か読んでから参加するのとでは、理解できる範囲が大きく違ってくる。

　講師を担ってくれる先生方の大半がてんかんの専門家なので、どうしてもてんかん性異常に関する内容が中心になってしまう場合が多いが、正常がある程度理解できていると、てんかん診療に関わる機会が少なくても、構えずに勉強させてもらうことができる。

　リアルのセミナーであれば、終了後に挨拶できる時間もあるだろうから、そこで指導医がいなくて困っているという話を思い切ってしてみれば、講師の先生方は所属に関わらず後進の教育に熱心な方が本当に多いので、あとは話が早いはずだ。

5

脳波あれこれ

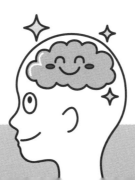

勇気を出して最初の一例

　脳波が使えそうな気はしてきたものの、もし異常を見落としてしまったら、と先延ばししたい気持ちもそう簡単には消えない。

　最初の一例は、あえて正常を確認するための症例がよい。画像検査で明らかな異常がある人では脳波も異常である可能性が高いので、おすすめできない。症状からてんかんは否定的だが念のため除外しておきたい場合、うつ病やせん妄が疑われるがはっきりしない場合、そして入院治療が一段落し退院調整中だが少し物忘れが気になる場合、などがよい対象かもしれない。

　脳波に慣れていない病棟だと、てんかんでもないのに脳波ですか？と言われるかもしれないが、そしたら「脳波は脳機能の検査にも使えるのです」とせっかくの機会と思ってチームの理解を得る努力をしよう。わかりにくい患者さんでは、対応する時間が長いスタッフのほうが患者さんの言動や行動に違和感を持っていることが多い。

　一緒に脳波を見ながら「ここが後頭部で、ちょっと基礎波が遅いからせん妄かもね」と共有すれば、がぜん興味を持ってくれるはずだ。脳機能が可視化されるというのは誰にとっても興味深い。

　アルファ波という言葉は聞いたことはあるが、実際の症例

で見たことがある人は少ない。病棟で波形を共有しながらカンファすると、全体のスキルアップにもつながる。脳波検査どうですか？と提案してもらえるようになったら大成功で、経験を重ねるための好循環に入ることができる。

困った時の脳波

　脳波は結果が出るまでのタイムラグがデメリットとされている。検査自体もその日にはできないことが多い。しかし、診断や対処に迷う場合にはこの時間差が助けてくれる。

　精神科だといくら診察しても診断がつかない症例が紹介されてくることがある（どの科でもそうかもしれない）。なおかつ、救急のように即座に対処する必要があるわけではない。とはいえ、わかりませんと何もせず退散することもできない。

　あまり大きな声では言えないが、そんな時に脳波が思い浮かぶようになれば、本書の目的は達成されたようなものだ。

　脳波の専門家は脳神経系の診療科でもまだまだ少ないので、検査と同日に結果が出る施設はほとんどない。自分が読まないといけない場合、結果が出るまでの時間を握っているのは自分だ。その間に調べたり、改めてカルテを見直したり、頭を冷やして何日か経過をみることもできる。

　ようやく結果が出た頃に、脳波とともに難しい顔で紹介元と相談すれば、詳細に検討してくれたと勘違いしてくれるこ

と請け合いだ。

脳波も第一印象が大事

　数をこなしてくると、正常脳波のなかにもけっこうな多様性があることに気づく。同じアルファ波でも遅めの人（9Hzを切ってくる）もいれば、ずっと2桁（10Hz以上）で経過する人もいる。連続性や出現具合、振幅やとがり具合なども実に様々である。

　これだけ波長が違うのだから合わない人がいても仕方ないよな、だって人間だもの。と脳波に性格の不一致まで担ってもらいたくなるが、脳波にそこまでの責任はない（当たり前だ）。

　でもなかにはとてもきれいな脳波というのはあって、判読後にこちらの脳波まで整った気持ちになる。

　そうした脳波は概ね正常なので、判読する側が気負わないから好印象を抱くだけだ、という説もあるが、いずれにせよ最初のページが整っていると印象がよく、その後の判読がなめらかに進むのは、脳波も人間関係も似ているかもしれない。

てんかん波を見落としたらどうしよう

　てんかんは病歴と発作症状が重要とは言ってみたものの、

見落としが気になるのも事実である。そんな時は、どんなに達人であっても見落とすことはあるし、1回の通常脳波検査で異常が出る確率は半分程度でしかない、と自分に言い聞かせるようにしている。

　そして、どうしてもわからない場合は脳波異常の有無に関わらず専門家に紹介するしかない、ということを思い出すようにしている。

　脳波は全く情報がないところから大事なものを取り出してくれる検査ではない。病歴と症状の把握がしっかりなされたうえでの脳波である。

仲間の増やし方

　時間外に脳波を一人で判読していると、一体誰のためにやっているのだろうと感じる瞬間がある。もちろん患者さんのためなのだが。

　初期の新鮮さが薄れてくると、倦怠期に似た伸び悩みの時期がやってくる。何となく正常だろうとわかるようになってきたけど、次はどうしよう。専門家になれるほどの能力も意欲もないことだけはわかるのだが。

　そんな時は、脳波が役立ちそうな他の主治医の症例で一緒に判読してみるとよい。てんかんでもないのに？と聞かれたらここぞとばかりに重要性を伝えよう。

　実際の症例で見立てに役立つと、感謝されるうえに、自分が忘れていた初期の新鮮さを再体験できる。自分のスキルが役に立つほど嬉しいことはない。

　これで仲間が一人増えた、と思うかもしれないが、残念ながらてんかんや脳波研究の部署でなければ、一回の脳波体験で仲間は増えない。その程度で増えるのであれば、脳波離れという言葉が生まれることはなかったはずだ。

　専門家でもない自分にできることはない、とさとりの境地に達したくもなるが、それでも細々と続けていると、興味がなさそうにしていた同僚が絶妙な症例でオーダーしてくれたり、鋭い質問をしてくる研修医が出てきたりして、自分も少し勉強しなければと気づかせてくれる。そんなこんなで続けてさえいれば、いずれ仲間が増えてくれるかもしれない。

何冊読んだら一人前？

　師匠の言葉で印象に残っているのが、「千冊読んだら一人前」である。単純計算で、平日１日１冊を４年続ける計算である。修行というからには年単位であるのは納得だし、脳波の達人がいっぱいいた時代はそうであったのだろう。そこまで行けば、あらゆる異常所見に驚かなくなってくる気もする。

　でも、この時代に千冊の道のりは遠すぎる。大学病院規模

の病院でなければそんなに脳波の件数はないし、それこそてんかん診療に特化しない限りは現実的な数字ではない。今の時代に、大病院で脳波判読のみ一手に担います、という医師もいないだろう。

　私たちの多くは猛スピードで判読したいわけではなく、わかりづらい日々の臨床に脳波を活用したいだけだ。それならば、最初の1年は月に2-3冊、以降は月1冊を読むようにしてとにかく続けるぐらいでもいいのではないか。細々と続けても誰にも迷惑はかからないし、通常脳波が劇的に進化することは当面ないだろうから、焦る必要もない。

ぜんぜん眠れない

　ずっと横になっているのに全然眠れないと話す人がいる。本当に一睡もしていなければ数日で動けなくなるのでそんなはずはないのだが、信頼関係の都合上、受け止めなければいけないのが医療である。いくらでも傾聴してあげられるとよいかもしれないが、忙しい外来で忍耐強く対応するのも難しい。

　この眠れない問題、一概に患者さんに非があるわけではない、人間横になっていると自然にステージ1に繰り返し入ってしまい、傍からは寝ているように見えるが、本人はこの段階では「眠れた」という感覚が持てない場合が多い。日中

頻繁に横になりそれを繰り返してしまうと、睡眠欲求がその都度消費され、夜は眠りづらくなる。

　午前中から活動して規則正しく過ごすと眠りやすくなるが、眠れないことに意識が集中すると、よく眠れなかったから外出はやめておこう、今夜眠れたら明日こそは出かけよう、と悪循環に陥る。

　「よく眠れた」という感覚もまた難しい。睡眠医学ではステージ1と2が浅い睡眠、ステージ3以降を深い睡眠と考え、深い睡眠の分量で「よく眠れた（熟眠）」を判断しようとすることが多いが、睡眠ポリソムノグラフィーなどで得られる客観的数字と、自覚的なよく眠れた感は思ったより相関しない。「よく眠れた」問題は奥が深い。

　眠れないと話す患者さんに「あなたは眠れているから治療は不要です」と直球勝負してうまくいくことはまずない。言われた側は危険球と感じ乱闘になるかもしれない。「全く眠れていないわけではないと思うのですが、眠れないと感じるのはなぜでしょうね」と変化球を交えながら実際の睡眠状況や背景にありそうな心理社会的要因を攻めていくしかない。

　眠れない要因は実に様々だが、中年以降で一番多いのは、若い頃に朝までぐっすり眠れた経験を追い求め、今の自分の睡眠は本当ではないと考えている場合である。睡眠力も加齢とともに衰えるということをそれとなく理解してもらえるとよいのだが、伝え方が難しい。

自動（AI）判読はいつ普及するのか？

　脳波自動判読は盛り上がっては忘れさられることが繰り返されている。全自動のものはまだない。てんかん波が疑われる場所を教えてくれることは既に行われているが、いまだ補助である。AI がこれまでの脳波判読を変えレポートまで自動で記載してくれる日はそう遠くないはずだが、一体いつになるのだろうか。

　てんかん波だけでなく脳機能の判読も早く自動化されてほしいが、そう簡単ではないと思う。脳波の測定自体が人力に左右されるところが大きく、体動をはじめアーチファクトを見分けるのは簡単ではないし、入眠できないと延々と安静閉眼が続くし、ここからここまでが閉眼開眼など、あらゆる要素が正確に記録されていないと AI も判断しようがない。正常範囲の幅も広すぎる。毎日何人も計測するわけではない病院で、高価な判読ソフトを買ってくれるのだろうかとも思う。

　それよりは、どうしてもという時に声をかけられる専門家が身近に一人いて、オンラインでもいいから画面共有でアドバイスをもらえる体制のほうがよほど早くて安くて安心な気がする。気軽に声をかけられる専門家が近くにいないことが問題なのだが。

　そんな素人の心配を凌駕し、検査終了と同時に判読結果があがってくる時代が早く来てほしい。そうすれば「脳波って

こんな分厚い紙に記録して人力で読んでいたんだよ、大変だったなあ。だから1冊2冊と数えるんだよ」と昔話ができるようになる。

技師さんとのコミュニケーション

　脳波測定を実際にしてくれるのは臨床検査技師であり、医師が立ち会うことはあまりない。でも自分の患者さんが測定する時に一通り見学させてもらうとすごく勉強になるので、同席させてもらうとよい。まさに百聞は一見にしかず。

　ただし、電極の設置から検査終了まで1時間近くかかるし、患者さんも同じ空間にいるわけなので、医師がずっとうろうろしていると患者さんにいらぬ緊張を与えてしまうかもしれない。技師さんもよほど教育的な人でなければプレッシャーを感じるはずだ。

　新人や学生が教育を受けている現場に居合わせることができればよいが、そんなタイミングもなかなかない。最初から最後までいてもいいかもしれないが、この人暇なのかなと思われるかもしれないので、ある程度のところで忙しいふりをして引き揚げるのがよいだろう。そういうわけで、まずは装着の終盤から測定開始の十数分間のタイミングを狙うとよいかもしれない。

　チャンスがあれば、自分が被検者になってみるのもおすす

めである。新たな自分に出会えるかはわからないが、自分の
脳波を見るのはけっこう気恥ずかしく、どきどきする。もし
所見らしきものがあれば必死に調べるだろうから、さらに勉
強になるはずだ。

実験台となっている筆者

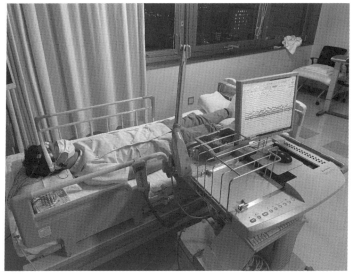

例外

　脳波も回数を重ねると説明がつかない所見に出会う機会が増えてくる。基礎波が徐波化していても意識障害がない人もいるし、てんかん性異常が頻発していても発作がない人もいる。

　脳波は不確実性の高い自分の診察より信頼性が高いように思え、臨床判断も脳波寄りになるが、当たり前だが現実の患者さんの症状が優先される。

　自分で診察して一人で判読しているだけだとあまり問題はないのだが、せっかく脳波への意欲を示してくれた研修医の最初の症例で例外が出てしまうと少しバツが悪い。自分が脳波の信頼性を下げてしまった気持ちになるし、正常例でも何％の確率でてんかん性異常所見はあるし、と言ってみても言い訳がましくなってしまう。

　そんな時には、過去に脳波が役立った症例を提示してあげるとよい。そして、一回で終わりにせず、次の症例を一緒に検討することもお忘れなく。

謝　辞

　脳波、そして精神医学の師匠として一から指導してくださった松岡洋夫先生（東北大学精神科名誉教授）に心から感謝申し上げます。残念でならないのは、本書の完成を待たずして、令和6年2月24日に71歳という若さで先生が旅立たれてしまったことです。完成したあかつきには叱っていただきたかったのですが、かなわぬ願いとなってしまいました。先生からご指導いただけたことは私にとってかけがえのない時間であり、一生の宝物となりました。

　本書のきっかけとなった、第36回日本総合病院精神医学会総会の教育セミナーで発表する機会を与えてくれた東北大学精神科の富田博秋教授をはじめ、医局同僚のみなさまにも感謝いたします。学会事務局を率いてくれた菊地紗耶先生と五十嵐江美先生、仙台市立病院の佐藤博俊先生と和田努先生には助けてもらってばかりでした。精神科リエゾンチームで脳波を活用できたのは、すぐに諦めようする私の背中を押してくれた鴇田百合子看護師、内海裕介作業療法士のおかげです。

　東北大学病院生理検査センターを牽引している東北大学てんかん科の中里信和教授、神一敬准教授、そして、大変な状況でも創意工夫して検査を遂行してくれる臨床検査技師のみ

なさまにも改めて感謝申し上げます。レベルの高さに日々驚かされ、東北大学の脳波の歴史の重みを感じさせてもらえました。

　学会でセミナーを聴いてお声がけくださった先生方、そして本書を書く機会を作ってくださった星和書店の近藤達哉さんにも感謝申し上げます。本当に多くの方に支えていただき、何とか形にすることができました。

　最後に、本書を手にとってくださったみなさまにお礼申し上げます。脳波の壁を少しでも低くすることができたならば、これ以上の喜びはありません。本書は私のつたない記憶がもとになっています。不正確であったり至らない箇所が多々あるかと思いますが、一臨床医の勘違いとしてご容赦ください。参考文献に掲載した成書はごく一部ですが、脳波は多数の良書が出版されていますので、ご参照いただければ幸いです。

【参考文献】

臨床脳波学 第 6 版（医学書院）

脳波判読 step by step　入門編　第 4 版（医学書院）

新版 脳波の旅への誘い 第 2 版 ── 楽しく学べるわかりやすい脳波入門（星和書店）

モノグラフ 臨床脳波を基礎から学ぶ人のために 第 2 版（診断と治療社）

脳波判読オープンキャンパス 誰でも学べる 7STEP（診断と治療社）

AASM による睡眠および随伴イベントの判定マニュアル：ルール，用語，技術仕様の詳細（ライフ・サイエンス）

■著者

佐久間 篤 (さくま あつし)

宮城県出身。仙台育英学園高等学校、東北大学医学部卒業。

幻覚や妄想の成り立ちに興味をもち、平成 19 年 4 月に東北大学精神科入局。松岡洋夫教授から脳波の薫陶を受ける。東北大学病院では精神科リエゾンチーム、睡眠障害を担当、病棟医長を経て、令和 6 年 4 月より国立病院機構仙台医療センター精神科に所属。

主な資格は精神保健指定医、精神科専門医、日本臨床神経生理学会専門医（脳波分野）、一般病院連携（リエゾン）精神医学専門医、日本睡眠学会総合専門医。

好きなものは麺類全般とまち歩き。

脳波に挫折した方に贈る

目からウロコの実践的脳波入門

2024 年 6 月 6 日　初版第 1 刷発行

著　　者　佐久間 篤

発 行 者　石澤 雄司

発 行 所　^{株式}^{会社}星 和 書 店

　　　　　〒 168-0074　東京都杉並区上高井戸 1-2-5

　　　　　電話　03（3329）0031（営業部）／ 03（3329）0033（編集部）

　　　　　FAX　03（5374）7186（営業部）／ 03（5374）7185（編集部）

　　　　　http://www.seiwa-pb.co.jp

印刷・製本　中央精版印刷株式会社

新版　脳波の旅への誘い

楽しく学べるわかりやすい脳波入門

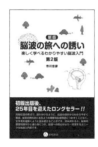

市川忠彦 著

四六判　260p　定価：本体 2,800 円＋税

質疑応答の形式で、脳波の初歩からわかりやすく解説。従来の教科書にあるような難解な脳波用語につまずくことなく、初心者でもすぐに脳波を読むことができる。脳波の基礎から、脳波を見るコツ、いろいろな波形の紹介、最新トピックスなどが満載の脳波入門書。

災害精神医学

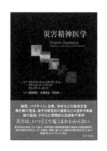

F・J・スタッダード Jr.,　A・バーンディヤ,
C・L・カッツ 編著

富田博秋,　高橋祥友,　丹羽真一 監訳

A5判　528p　定価：本体 4,800 円＋税

災害精神医学の先駆けとなるテキストブック。災害後急性期のメンタルヘルス支援、災害前の備え、災害に伴う精神疾患の治療など幅広い問題を、実践に重きをおいて体系的に書き起こしている。

発行：星和書店　http://www.seiwa-pb.co.jp